Die
12 Wochen
Challenge

„Der härteste Schritt zur Fitness ist der Erste. Nimm ihn jetzt!"

- Heather Montgomery

12 Wochen Challenge

Du willst wieder mehr auf Deine Ernährung und Deine Fitness achten? Dann ist dieses Buch genau das richtige für Dich!

Mit diesem Buch kannst Du Dir Fitness-- und Ernährungsziele setzen. Du kannst Deine Essgewohnheiten erkennen und an ihnen arbeiten. Du kannst Deine Sporteinheiten detailliert festhalten und wöchentlich Deine Fortschritte beobachten. Zwischendrin findest Du auch die ein oder andere kleine Motivation, um wieder Kraft zu tanken und diszipliniert zu bleiben.

Die Bestandsaufnahme

Auf den ersten Seiten kannst Du Deine persönlichen Fitness- und Ernährungsziele definieren. Außerdem hast Du die Möglichkeit Dein Startgewicht, sowie den aktuellen Umfang Deines Körpers fest zu halten. In einem zusätzlichen Feld kannst Du noch weitere wichtige Notizen machen oder aufschreiben, wie Du Dich zu Beginn Deiner 12 Wochen Challenge fühlst.

Die Tagesübersicht

Für jeden Challenge-Tag hast Du eine eigene Seite, auf der Du notieren kannst, was Du über den Tag verteilt gegessen hast. Deine verzehrten Lebensmittel kannst Du sogar mit Hilfe von Smilies bewerten. Hast Du Lebensmittel gegessen, die Dich Deinem Ziel näherbringen, markiere den lächelnden Smilie. Hast Du etwas gegessen, was für Dein Ziel eher nicht förderlich ist, markiere den traurigen Smilie. Schon bald wirst Du erkennen, ob Du stärker auf Deine Ernährung achten solltest.

Zusätzlich kannst Du auf jeder Tagesseite Deine Sportaktivitäten notieren. Dieser Bereich ist sowohl für Menschen geeignet, die zu Hause Sport machen, also auch für die, die ins Fitnessstudio gehen. Selbst Sportler, die lieber Ausdauersport wie joggen, schwimmen oder Fahrrad fahren bevorzugen, können alle wichtigen Daten einfach eintragen.

Dein wöchentlicher Fortschritt – immer im Blick

Nach jeder Woche kannst Du Dein Gewicht und Dein Körperumfang erneut übersichtlich erfassen. Somit hast Du Deinen Fortschritt von Woche zu Woche immer genau im Blick.

 *Fühle Dich zu jeder Zeit frei, gerne auch ganz persönliche Notizen an die Seitenränder zu schreiben.*

Dein Erfolg

Am Ende der 12 Wochen Challenge, kannst Du zum letzten Mal Deine aktuellen Maße notieren. Blättere danach zum Anfang zurück und vergleiche Deine Werte. Schaue, wie Du Dich in 3 Monaten entwickelt hast. Sei stolz auf Dich! Selbst wenn Du Dein Ziel nicht komplett erreicht hast, hast Du den ersten Schritt gemacht. Also was hält Dich davon ab einfach weiter zu machen und den nächsten Schritt zu gehen?! Du schaffst das.

Lass all deine guten Vorsätze durch wiederholen, wiederholen und nochmal wiederholen zur Gewohnheit werden!

Die Tagesübersicht einfach erklärt!

Für jeden Challenge-Tag gibt es eine eigene Seite zum Ausfüllen – die Tagesübersichtsseite. Du kannst festhalten was Du gegessen und wie Du Dich sportlich betätigt hast.

Allgemeine Daten:

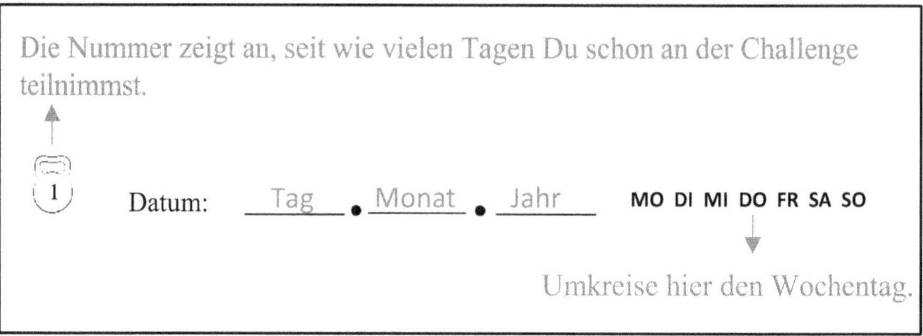

Wie viele Challenge-Tage Du schon gemeistert hast, siehts Du an der Nummer am Seitenanfang. Neben der Nummer findest Du die Datumsangabe. Hier kannst Du jeden Tag das aktuelle Tagesdatum festhalten. Nach der deutschen Schreibweise wird zuerst der Tag, dann der Monat und zum Schluss das Jahr eingetragen.

Zusätzlich hast Du die Möglichkeit einen Wochentag zu markieren:

MO   - Montag
DI   - Dienstag
MI   - Mittwoch
DO   - Donnerstag
FR   - Freitag
SA   - Samstag
SO   - Sonntag

Ernährungs- und Fitnessdaten:

Auf der nächsten Seite kannst Du sehen, was Du bei dem Thema Ernährung aufschreiben kannst. Außerdem wird Dir erklärt, wie Du Deine Sporteinheiten in Form einer übersichtlichen Tabelle festhalten kannst:

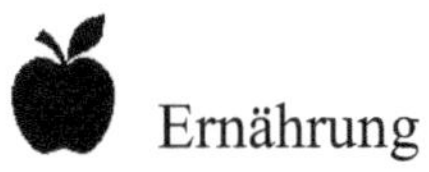

Ernährung

Markiere den Smilie, der am besten beschreibt, ob
Deine Mahlzeit Deinem Ziel dienlich ist oder nicht.

🕐 Frühstück: ☺ 😐 ☹

Notiere hier, was genau Du gegessen hast. Dazu gehören auch alle
Getränke, abgesehen von Wasser und ungesüßtem Tee.

Fitness

Die Zahlen geben an, wie viele Sätze Du von einer
Übung machst.

Übung		1	2	3	4	5	Zeit
Gib hier den Übungsnamen ein.	WDH						Gib hier Deine Trainingszeit an.
	KG						
	Distanz						

Notiere Dir hier, wie viel Mal du
die Übung innerhalb von einem
Satz machst.

Falls Du für die Übung
Gewichte verwendest, trage hier
ein, wie viel Kilogramm.

Wenn Du Ausdauersport
treibst, kannst du hier Deine
erreichten Kilometer eintragen.

Deine Ziele!

Ernährungsziel:

____

Fitnessziel:

____

Ernährungsziel:

Erste Woche

Heute beginnst Du Deine 12 Wochen Challenge.

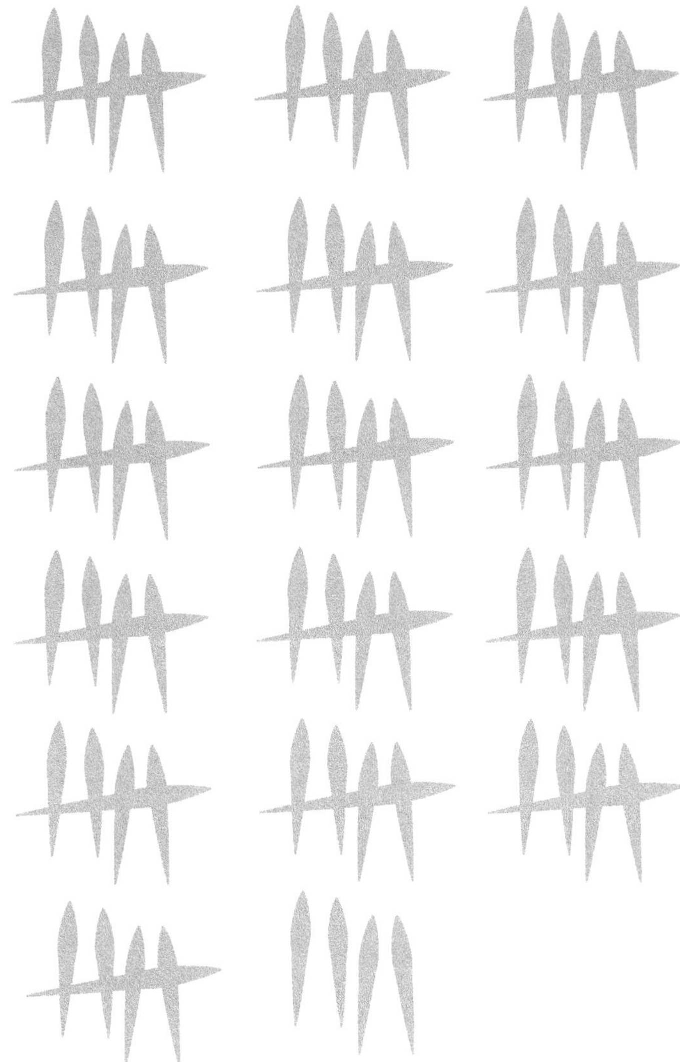

Vor Dir liegen 84 Tag, in denen Du Deine Ernährung und Deine Fitness in gewünschte Bahnen bringen kannst.

Challengestart – Die Bestandsaufnahme

Armumfang	links	cm rechts	cm
Brustumfang			cm
Taillenumfang			cm
Hüftumfang			cm
Oberschenkelumfang	links	cm rechts	cm
Wadenumfang	links	cm rechts	cm

Gewicht _______________________ kg

„Um große Dinge zu erreichen, müssen wir sowohl träumen als auch handeln."

\- Anatole France

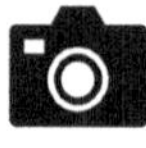 Um Deine Vorher-/Nachher-Resultate am Ende der Challenge vergleichen zu können, mache heute mit Deinem Smartphone ein Bild von Dir.

Notizen:

1 Datum: ________ • _______ • ________ MO DI MI DO FR SA SO

Ernährung

Frühstück: ☺ ☹ ☹

____

____

Mittagessen: ☺ ☹ ☹

____

____

Abendessen: ☺ ☹ ☹

____

____

Snack: ☺ ☹ ☹

____

____

Fitness

Übung		1	2	3	4	5	Zeit
	WHD						
	KG						
	Distanz						
	WHD						
	KG						
	Distanz						
	WHD						
	KG						
	Distanz						
	WHD						
	KG						
	Distanz						
	WHD						
	KG						
	Distanz						
Notizen:							

2 Datum: ________ • ________ • ________ MO DI MI DO FR SA SO

Ernährung

Frühstück: ☺ 😐 ☹
____
____

Mittagessen: ☺ 😐 ☹
____
____

Abendessen: ☺ 😐 ☹
____
____

Snack: ☺ 😐 ☹
____
____

Fitness

Übung		1	2	3	4	5	Zeit
	WHD						
	KG						
	Distanz						
	WHD						
	KG						
	Distanz						
	WHD						
	KG						
	Distanz						
	WHD						
	KG						
	Distanz						
	WHD						
	KG						
	Distanz						

Notizen:

(3) Datum: _________ • _________ • _________ MO DI MI DO FR SA SO

🍎 Ernährung

🕐 Frühstück: ☺ 😐 ☹

____

____

🕐 Mittagessen: ☺ 😐 ☹

____

____

🕐 Abendessen: ☺ 😐 ☹

____

____

🕐 Snack: ☺ 😐 ☹

____

____

🏋 Fitness

Übung		1	2	3	4	5	Zeit
	WHD						
	KG						
	Distanz						
	WHD						
	KG						
	Distanz						
	WHD						
	KG						
	Distanz						
	WHD						
	KG						
	Distanz						
	WHD						
	KG						
	Distanz						
Notizen:							

4 Datum: ______•______•______ MO DI MI DO FR SA SO

Ernährung

Frühstück: 😊 😐 ☹️

____

____

Mittagessen: 😊 😐 ☹️

____

____

Abendessen: 😊 😐 ☹️

____

____

Snack: 😊 😐 ☹️

____

____

Fitness

Übung		1	2	3	4	5	Zeit
	WHD						
	KG						
	Distanz						
	WHD						
	KG						
	Distanz						
	WHD						
	KG						
	Distanz						
	WHD						
	KG						
	Distanz						
	WHD						
	KG						
	Distanz						
Notizen:							

5 Datum: ________.________.________ MO DI MI DO FR SA SO

Ernährung

Frühstück: 😊 😕 ☹

____

____

Mittagessen: 😊 😕 ☹

____

____

Abendessen: 😊 😕 ☹

____

____

Snack: 😊 😕 ☹

____

____

Fitness

Übung		1	2	3	4	5	Zeit
	WHD						
	KG						
	Distanz						
	WHD						
	KG						
	Distanz						
	WHD						
	KG						
	Distanz						
	WHD						
	KG						
	Distanz						
	WHD						
	KG						
	Distanz						

Notizen:

Datum: _______•_______•_______ MO DI MI DO FR SA SO

🍎 Ernährung

Frühstück: 🙂 😐 🙁

____

____

Mittagessen: 🙂 😐 🙁

____

____

Abendessen: 🙂 😐 🙁

____

____

Snack: 🙂 😐 🙁

____

____

Fitness

Übung		1	2	3	4	5	Zeit
	WHD						
	KG						
	Distanz						
	WHD						
	KG						
	Distanz						
	WHD						
	KG						
	Distanz						
	WHD						
	KG						
	Distanz						
	WHD						
	KG						
	Distanz						

Notizen:

(7) Datum: _________._______._______ MO DI MI DO FR SA SO

Ernährung

Frühstück: ☺ ☺ ☹

____

____

Mittagessen: ☺ ☺ ☹

____

____

Abendessen: ☺ ☺ ☹

____

____

Snack: ☺ ☺ ☹

____

____

Fitness

Übung		1	2	3	4	5	Zeit
	WHD						
	KG						
	Distanz						
	WHD						
	KG						
	Distanz						
	WHD						
	KG						
	Distanz						
	WHD						
	KG						
	Distanz						
	WHD						
	KG						
	Distanz						
Notizen:							

1. Bodycheck

Du hast die erste Woche geschafft! – Super.

Armumfang	links	cm rechts	cm
Brustumfang			cm
Taillenumfang			cm
Hüftumfang			cm
Oberschenkelumfang	links	cm rechts	cm
Wadenumfang	links	cm rechts	cm

Gewicht ________________________ kg

„Wir sind verantwortlich für das, was wir tun, aber auch für das, was wir nicht tun.“

\- Voltaire

 Mache heute wieder ein Bild von Dir.

Notizen:

Zweite Woche

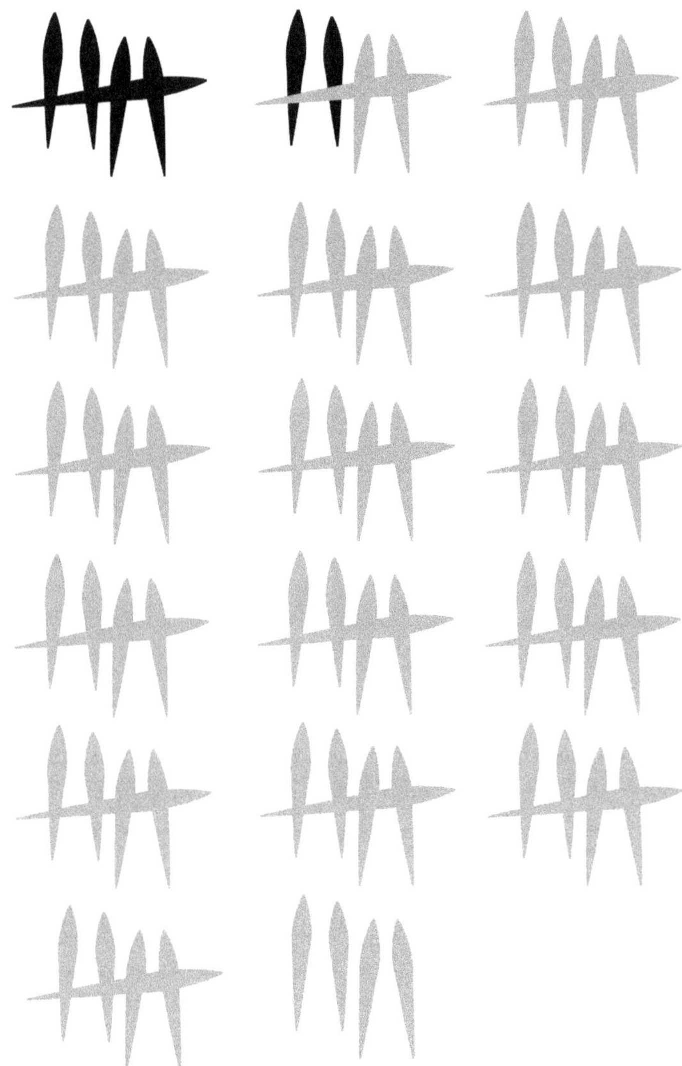

Die ersten sieben Tage sind geschafft. Schaue, was Du in der zweiten Woche verändern kannst, um Deinen Fitness- und Ernährungszielen näher zu kommen.

8 Datum: ________•_______•_______ MO DI MI DO FR SA SO

Ernährung

Frühstück: ☺ 😐 ☹

____

____

Mittagessen: ☺ 😐 ☹

____

____

Abendessen: ☺ 😐 ☹

____

____

Snack: ☺ 😐 ☹

____

____

Fitness

Übung		1	2	3	4	5	Zeit
	WHD						
	KG						
	Distanz						
	WHD						
	KG						
	Distanz						
	WHD						
	KG						
	Distanz						
	WHD						
	KG						
	Distanz						
	WHD						
	KG						
	Distanz						

Notizen:

(9) Datum: _________●_______●_______ MO DI MI DO FR SA SO

Ernährung

Frühstück: ☺ 😐 ☹

____

____

Mittagessen: ☺ 😐 ☹

____

____

Abendessen: ☺ 😐 ☹

____

____

Snack: ☺ 😐 ☹

____

____

Fitness

Übung		1	2	3	4	5	Zeit
	WHD						
	KG						
	Distanz						
	WHD						
	KG						
	Distanz						
	WHD						
	KG						
	Distanz						
	WHD						
	KG						
	Distanz						
	WHD						
	KG						
	Distanz						
Notizen:							

(10) Datum: _______ • _______ • _______ MO DI MI DO FR SA SO

Ernährung

Frühstück: ☺ ☺ ☹
____
____

Mittagessen: ☺ ☺ ☹
____
____

Abendessen: ☺ ☺ ☹
____
____

Snack: ☺ ☺ ☹
____
____

Fitness

Übung		1	2	3	4	5	Zeit
	WHD						
	KG						
	Distanz						
	WHD						
	KG						
	Distanz						
	WHD						
	KG						
	Distanz						
	WHD						
	KG						
	Distanz						
	WHD						
	KG						
	Distanz						

Notizen:

11 Datum: _________ • _________ • _________ MO DI MI DO FR SA SO

🍎 Ernährung

🕐 Frühstück: ☺ ☺ ☹

____

____

🕐 Mittagessen: ☺ ☺ ☹

____

____

🕐 Abendessen: ☺ ☺ ☹

____

____

🕐 Snack: ☺ ☺ ☹

____

____

🏋 Fitness

Übung		1	2	3	4	5	Zeit
	WHD						
	KG						
	Distanz						
	WHD						
	KG						
	Distanz						
	WHD						
	KG						
	Distanz						
	WHD						
	KG						
	Distanz						
	WHD						
	KG						
	Distanz						

Notizen:

Datum: ________•_______•_______ MO DI MI DO FR SA SO

🍎 Ernährung

🕐 Frühstück: ☺ 😐 ☹

____

____

🕐 Mittagessen: ☺ 😐 ☹

____

____

🕐 Abendessen: ☺ 😐 ☹

____

____

🕐 Snack: ☺ 😐 ☹

____

____

Fitness

Übung		1	2	3	4	5	Zeit
	WHD						
	KG						
	Distanz						
	WHD						
	KG						
	Distanz						
	WHD						
	KG						
	Distanz						
	WHD						
	KG						
	Distanz						
	WHD						
	KG						
	Distanz						

Notizen:

(13) Datum: ________•________•________ MO DI MI DO FR SA SO

Ernährung

Frühstück: ☺ 😐 ☹

____
____

Mittagessen: ☺ 😐 ☹

____
____

Abendessen: ☺ 😐 ☹

____
____

Snack: ☺ 😐 ☹

____
____

Fitness

Übung		1	2	3	4	5	Zeit
	WHD						
	KG						
	Distanz						
	WHD						
	KG						
	Distanz						
	WHD						
	KG						
	Distanz						
	WHD						
	KG						
	Distanz						
	WHD						
	KG						
	Distanz						

Notizen:

(14) Datum: ________•________•________ MO DI MI DO FR SA SO

Ernährung

Frühstück: ☺ 😐 ☹

____

____

Mittagessen: ☺ 😐 ☹

____

____

Abendessen: ☺ 😐 ☹

____

____

Snack: ☺ 😐 ☹

____

____

Fitness

Übung		1	2	3	4	5	Zeit
	WHD						
	KG						
	Distanz						
	WHD						
	KG						
	Distanz						
	WHD						
	KG						
	Distanz						
	WHD						
	KG						
	Distanz						
	WHD						
	KG						
	Distanz						

Notizen:

2. Bodycheck
Du hast die zweite Woche geschafft! – Weiter so.

Armumfang	links	cm rechts	cm
Brustumfang			cm
Taillenumfang			cm
Hüftumfang			cm
Oberschenkelumfang	links	cm rechts	cm
Wadenumfang	links	cm rechts	cm

Gewicht _______ kg

„Motivation ist das, was dich starten lässt. Gewohnheit ist das, was dich weitermachen lässt."

- Unbekannt

Mache heute wieder ein Bild von Dir.

Notizen:

Dritte Woche

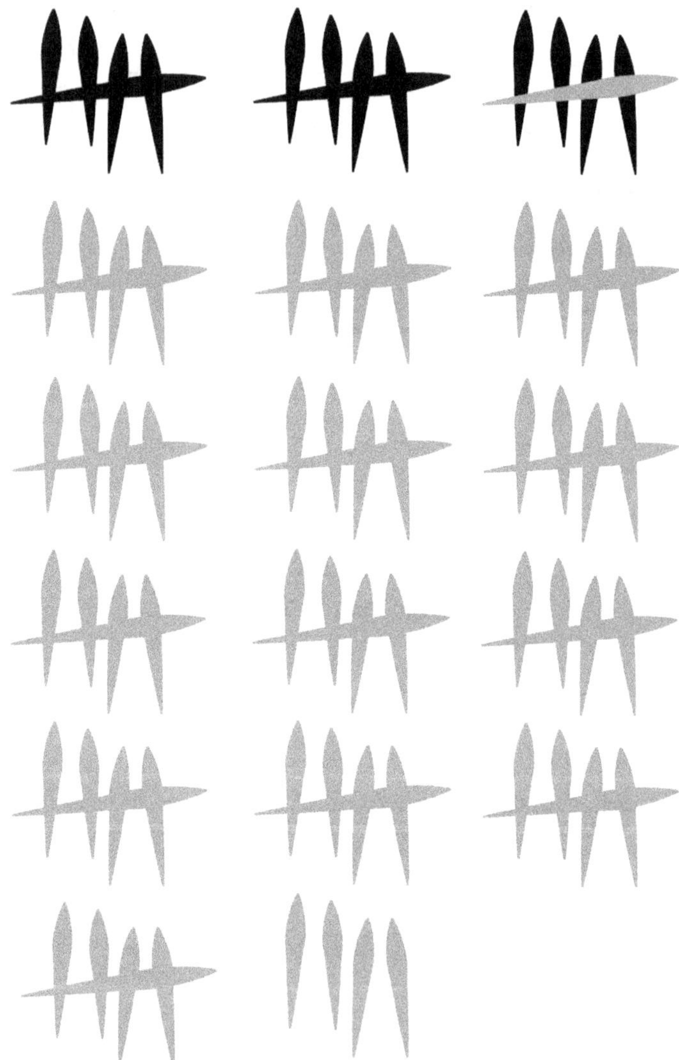

Die zweite Woche ist geschafft. Schaue, was Du in der dritten Woche verbessern kannst, um Deinen Fitness- und Ernährungszielen näher zu kommen.

(15) Datum: _______•_______•_______ MO DI MI DO FR SA SO

Ernährung

Frühstück: ☺ 😐 ☹

____

____

Mittagessen: ☺ 😐 ☹

____

____

Abendessen: ☺ 😐 ☹

____

____

Snack: ☺ 😐 ☹

____

____

Fitness

Übung		1	2	3	4	5	Zeit
	WHD						
	KG						
	Distanz						
	WHD						
	KG						
	Distanz						
	WHD						
	KG						
	Distanz						
	WHD						
	KG						
	Distanz						
	WHD						
	KG						
	Distanz						
Notizen:							

(16) Datum: ____________•____________•____________ MO DI MI DO FR SA SO

Ernährung

Frühstück: ☺ 😐 ☹
____
____

Mittagessen: ☺ 😐 ☹
____
____

Abendessen: ☺ 😐 ☹
____
____

Snack: ☺ 😐 ☹
____
____

Fitness

Übung		1	2	3	4	5	Zeit
	WHD						
	KG						
	Distanz						
	WHD						
	KG						
	Distanz						
	WHD						
	KG						
	Distanz						
	WHD						
	KG						
	Distanz						
	WHD						
	KG						
	Distanz						
Notizen:							

(17) Datum: _______ • _______ • _______ MO DI MI DO FR SA SO

Ernährung

Frühstück: ☺ 😐 ☹

____

____

Mittagessen: ☺ 😐 ☹

____

____

Abendessen: ☺ 😐 ☹

____

____

Snack: ☺ 😐 ☹

____

____

Fitness

Übung		1	2	3	4	5	Zeit
	WHD						
	KG						
	Distanz						
	WHD						
	KG						
	Distanz						
	WHD						
	KG						
	Distanz						
	WHD						
	KG						
	Distanz						
	WHD						
	KG						
	Distanz						
Notizen:							

(18) Datum: ________•________•________ MO DI MI DO FR SA SO

Ernährung

Frühstück: 😊 😐 ☹

____

____

Mittagessen: 😊 😐 ☹

____

____

Abendessen: 😊 😐 ☹

____

____

Snack: 😊 😐 ☹

____

____

Fitness

Übung		1	2	3	4	5	Zeit
	WHD						
	KG						
	Distanz						
	WHD						
	KG						
	Distanz						
	WHD						
	KG						
	Distanz						
	WHD						
	KG						
	Distanz						
	WHD						
	KG						
	Distanz						

Notizen:

(19) Datum: _______ • _______ • _______ MO DI MI DO FR SA SO

Ernährung

Frühstück: ☺ 😐 ☹

____

____

Mittagessen: ☺ 😐 ☹

____

____

Abendessen: ☺ 😐 ☹

____

____

Snack: ☺ 😐 ☹

____

____

Fitness

Übung		1	2	3	4	5	Zeit
	WHD						
	KG						
	Distanz						
	WHD						
	KG						
	Distanz						
	WHD						
	KG						
	Distanz						
	WHD						
	KG						
	Distanz						
	WHD						
	KG						
	Distanz						
Notizen:							

Datum: ______ • ______ • ______ MO DI MI DO FR SA SO

🍎 Ernährung

🕐 Frühstück: ☺ 😐 ☹

____

____

🕐 Mittagessen: ☺ 😐 ☹

____

____

🕐 Abendessen: ☺ 😐 ☹

____

____

🕐 Snack: ☺ 😐 ☹

____

____

Fitness

Übung		1	2	3	4	5	Zeit
	WHD						
	KG						
	Distanz						
	WHD						
	KG						
	Distanz						
	WHD						
	KG						
	Distanz						
	WHD						
	KG						
	Distanz						
	WHD						
	KG						
	Distanz						

Notizen:

(21) Datum: ______•______•______ MO DI MI DO FR SA **SO**

🍎 Ernährung

🕐 Frühstück: ☺ 😐 ☹

____

____

🕐 Mittagessen: ☺ 😐 ☹

____

____

🕐 Abendessen: ☺ 😐 ☹

____

____

🕐 Snack: ☺ 😐 ☹

____

____

Fitness

Übung		1	2	3	4	5	Zeit
	WHD						
	KG						
	Distanz						
	WHD						
	KG						
	Distanz						
	WHD						
	KG						
	Distanz						
	WHD						
	KG						
	Distanz						
	WHD						
	KG						
	Distanz						
Notizen:							

3. Bodycheck
Du hast die dritte Woche geschafft! – Mega gut.

Armumfang	links ________ cm rechts ________	cm
Brustumfang	________	cm
Taillenumfang	________	cm
Hüftumfang	________	cm
Oberschenkelumfang	links ________ cm rechts ________	cm
Wadenumfang	links ________ cm rechts ________	cm

Gewicht ________________________ kg

„Wenn du alles gibst, kannst du dir nichts vorwerfen.“

\- Dirk Nowitzki

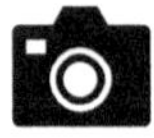 Mache heute wieder ein Bild von Dir.

Notizen:

Vierte Woche

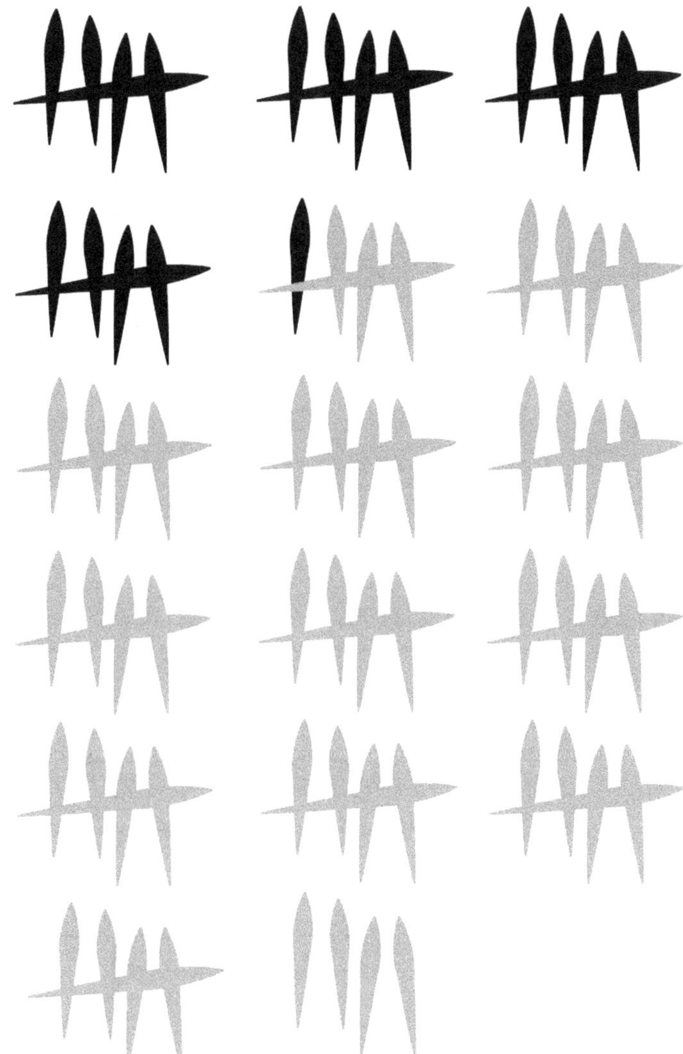

Die dritte Woche ist geschafft. Schaue, was Du in der vierten Woche verbessern kannst, um Deinen Fitness- und Ernährungszielen näher zu kommen.

Datum: _______ • _______ • _______   MO DI MI DO FR SA SO

Ernährung

Frühstück: ☺ 😐 ☹

____

____

Mittagessen: ☺ 😐 ☹

____

____

Abendessen: ☺ 😐 ☹

____

____

Snack: ☺ 😐 ☹

____

____

Fitness

Übung		1	2	3	4	5	Zeit
	WHD						
	KG						
	Distanz						
	WHD						
	KG						
	Distanz						
	WHD						
	KG						
	Distanz						
	WHD						
	KG						
	Distanz						
	WHD						
	KG						
	Distanz						

Notizen:

(23) Datum: ________.________.________ MO DI MI DO FR SA SO

Ernährung

Frühstück: ☺ 😐 ☹

____

____

Mittagessen: ☺ 😐 ☹

____

____

Abendessen: ☺ 😐 ☹

____

____

Snack: ☺ 😐 ☹

____

____

Fitness

Übung		1	2	3	4	5	Zeit
	WHD						
	KG						
	Distanz						
	WHD						
	KG						
	Distanz						
	WHD						
	KG						
	Distanz						
	WHD						
	KG						
	Distanz						
	WHD						
	KG						
	Distanz						
Notizen:							

Datum: _________•_________•_________ MO DI MI DO FR SA SO

Ernährung

Frühstück: ☺ ☹ ☹

____

____

Mittagessen: ☺ ☹ ☹

____

____

Abendessen: ☺ ☹ ☹

____

____

Snack: ☺ ☹ ☹

____

____

Fitness

Übung		1	2	3	4	5	Zeit
	WHD						
	KG						
	Distanz						
	WHD						
	KG						
	Distanz						
	WHD						
	KG						
	Distanz						
	WHD						
	KG						
	Distanz						
	WHD						
	KG						
	Distanz						

Notizen:

(25) Datum: ________•________•________ MO DI MI DO FR SA SO

Ernährung

Frühstück: ☺ ☺ ☹
____
____

Mittagessen: ☺ ☺ ☹
____
____

Abendessen: ☺ ☺ ☹
____
____

Snack: ☺ ☺ ☹
____
____

Fitness

Übung		1	2	3	4	5	Zeit
	WHD						
	KG						
	Distanz						
	WHD						
	KG						
	Distanz						
	WHD						
	KG						
	Distanz						
	WHD						
	KG						
	Distanz						
	WHD						
	KG						
	Distanz						

Notizen:

Datum: ________ • ________ • ________ MO DI MI DO FR SA SO

Ernährung

Frühstück: ☺ ☹ ☹

____

____

Mittagessen: ☺ ☹ ☹

____

____

Abendessen: ☺ ☹ ☹

____

____

Snack: ☺ ☹ ☹

____

____

Fitness

Übung		1	2	3	4	5	Zeit
	WHD						
	KG						
	Distanz						
	WHD						
	KG						
	Distanz						
	WHD						
	KG						
	Distanz						
	WHD						
	KG						
	Distanz						
	WHD						
	KG						
	Distanz						

Notizen:

Datum: ________ • ________ • ________   MO DI MI DO FR SA SO

Ernährung

Frühstück: ☺ 😐 ☹

____

____

Mittagessen: ☺ 😐 ☹

____

____

Abendessen: ☺ 😐 ☹

____

____

Snack: ☺ 😐 ☹

____

____

Fitness

Übung		1	2	3	4	5	Zeit
	WHD						
	KG						
	Distanz						
	WHD						
	KG						
	Distanz						
	WHD						
	KG						
	Distanz						
	WHD						
	KG						
	Distanz						
	WHD						
	KG						
	Distanz						
Notizen:							

 Datum: _____ • _____ • _____ MO DI MI DO FR SA SO

Ernährung

Frühstück: ☺ 😐 ☹
____
____

Mittagessen: ☺ 😐 ☹
____
____

Abendessen: ☺ 😐 ☹
____
____

Snack: ☺ 😐 ☹
____
____

Fitness

Übung		1	2	3	4	5	Zeit
	WHD						
	KG						
	Distanz						
	WHD						
	KG						
	Distanz						
	WHD						
	KG						
	Distanz						
	WHD						
	KG						
	Distanz						
	WHD						
	KG						
	Distanz						

Notizen:

4. Bodycheck
Du hast die vierte Woche geschafft! – Nicht aufgeben.

Armumfang	links _____________ cm rechts _____________ cm	
Brustumfang	_____________ cm	
Taillenumfang	_____________ cm	
Hüftumfang	_____________ cm	
Oberschenkelumfang	links _____________ cm rechts _____________ cm	
Wadenumfang	links _____________ cm rechts _____________ cm	

Gewicht _____________ kg

„Das einzige, was zwischen dir und deinen Zielen steht, ist der Bullshit, den du dir selbst erzählst, warum du es nicht erreichen kannst.“

\- Jordan Belfort

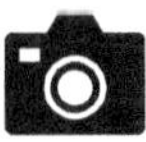 Mache heute wieder ein Bild von Dir.

Notizen:

Fünte Woche

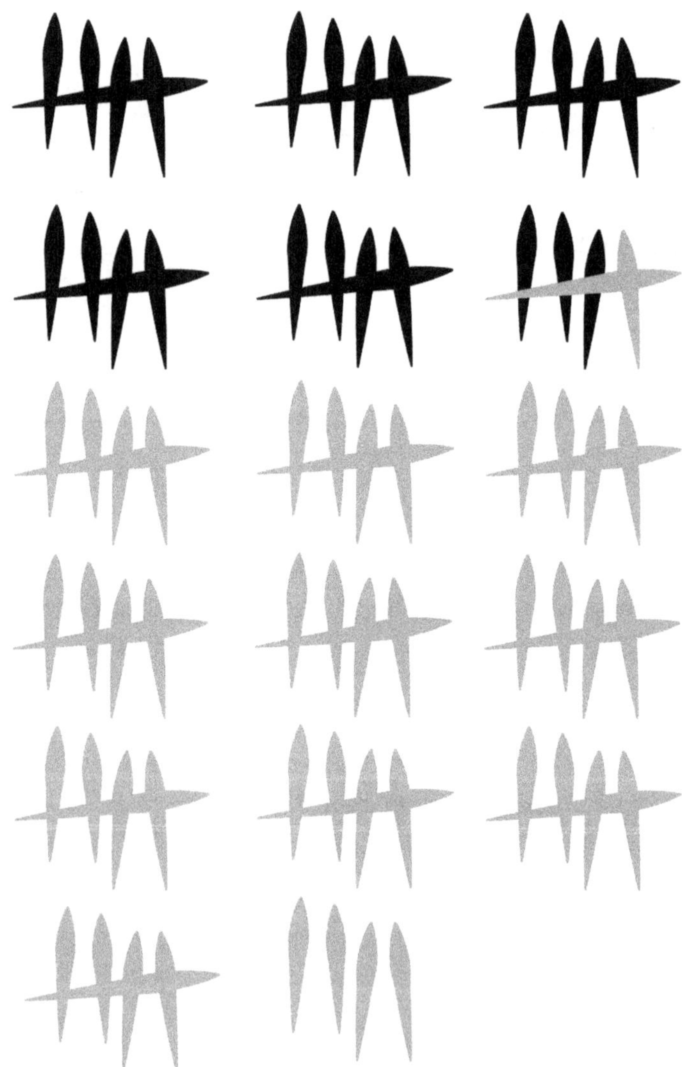

Die vierte Woche ist geschafft. Schaue, was Du in der fünften Woche verbessern kannst, um Deinen Fitness- und Ernährungszielen näher zu kommen.

Datum: ________ • ________ • ________ MO DI MI DO FR SA SO

Ernährung

Frühstück: ☺ 😐 ☹

____

____

Mittagessen: ☺ 😐 ☹

____

____

Abendessen: ☺ 😐 ☹

____

____

Snack: ☺ 😐 ☹

____

____

Fitness

Übung		1	2	3	4	5	Zeit
	WHD						
	KG						
	Distanz						
	WHD						
	KG						
	Distanz						
	WHD						
	KG						
	Distanz						
	WHD						
	KG						
	Distanz						
	WHD						
	KG						
	Distanz						
Notizen:							

Datum: ________ • _______ • ________ MO DI MI DO FR SA SO

Ernährung

🕐 Frühstück: ☺ 😐 ☹

____

____

🕐 Mittagessen: ☺ 😐 ☹

____

____

🕐 Abendessen: ☺ 😐 ☹

____

____

🕐 Snack: ☺ 😐 ☹

____

____

Fitness

Übung		1	2	3	4	5	Zeit
	WHD						
	KG						
	Distanz						
	WHD						
	KG						
	Distanz						
	WHD						
	KG						
	Distanz						
	WHD						
	KG						
	Distanz						
	WHD						
	KG						
	Distanz						
Notizen:							

(31) Datum: _________•_________•_________ MO DI MI DO FR SA SO

Ernährung

Frühstück: ☺ 😐 ☹

____

____

Mittagessen: ☺ 😐 ☹

____

____

Abendessen: ☺ 😐 ☹

____

____

Snack: ☺ 😐 ☹

____

____

Fitness

Übung		1	2	3	4	5	Zeit
	WHD						
	KG						
	Distanz						
	WHD						
	KG						
	Distanz						
	WHD						
	KG						
	Distanz						
	WHD						
	KG						
	Distanz						
	WHD						
	KG						
	Distanz						

Notizen:

Datum: ________ • ________ • ________ MO DI MI DO FR SA SO

Ernährung

Frühstück: ☺ 😐 ☹

____

____

Mittagessen: ☺ 😐 ☹

____

____

Abendessen: ☺ 😐 ☹

____

____

Snack: ☺ 😐 ☹

____

____

Fitness

Übung		1	2	3	4	5	Zeit
	WHD						
	KG						
	Distanz						
	WHD						
	KG						
	Distanz						
	WHD						
	KG						
	Distanz						
	WHD						
	KG						
	Distanz						
	WHD						
	KG						
	Distanz						

Notizen:

(33) Datum: _________ • _________ • _________ MO DI MI DO FR SA SO

🍎 Ernährung

Frühstück: ☺ 😐 ☹

____

____

Mittagessen: ☺ 😐 ☹

____

____

Abendessen: ☺ 😐 ☹

____

____

Snack: ☺ 😐 ☹

____

____

Fitness

Übung		1	2	3	4	5	Zeit
	WHD						
	KG						
	Distanz						
	WHD						
	KG						
	Distanz						
	WHD						
	KG						
	Distanz						
	WHD						
	KG						
	Distanz						
	WHD						
	KG						
	Distanz						
Notizen:							

Datum: _______ • _______ • _______   MO DI MI DO FR SA SO

Ernährung

Frühstück: ☺ 😐 ☹

____

____

Mittagessen: ☺ 😐 ☹

____

____

Abendessen: ☺ 😐 ☹

____

____

Snack: ☺ 😐 ☹

____

____

Fitness

Übung		1	2	3	4	5	Zeit
	WHD						
	KG						
	Distanz						
	WHD						
	KG						
	Distanz						
	WHD						
	KG						
	Distanz						
	WHD						
	KG						
	Distanz						
	WHD						
	KG						
	Distanz						

Notizen:

(35) Datum: ______●______●______ MO DI MI DO FR SA SO

Ernährung

Frühstück: ☺ ☺ ☹

____

____

Mittagessen: ☺ ☺ ☹

____

____

Abendessen: ☺ ☺ ☹

____

____

Snack: ☺ ☺ ☹

____

____

Fitness

Übung		1	2	3	4	5	Zeit
	WHD						
	KG						
	Distanz						
	WHD						
	KG						
	Distanz						
	WHD						
	KG						
	Distanz						
	WHD						
	KG						
	Distanz						
	WHD						
	KG						
	Distanz						
Notizen:							

5. Bodycheck
Du hast die fünfte Woche geschafft! – Richtig gut.

Armumfang	links ______ cm rechts ______ cm	
Brustumfang	______ cm	
Taillenumfang	______ cm	
Hüftumfang	______ cm	
Oberschenkelumfang	links ______ cm rechts ______ cm	
Wadenumfang	links ______ cm rechts ______ cm	

Gewicht ______ kg

„Ich habe jede Minute des Trainings gehasst, aber ich habe mir gesagt:
Gib nicht auf. Quäle dich jetzt und lebe den Rest deines Lebens als Champion.“

\- Muhammad Ali

 Mache heute wieder ein Bild von Dir.

Notizen:

Sechste Woche

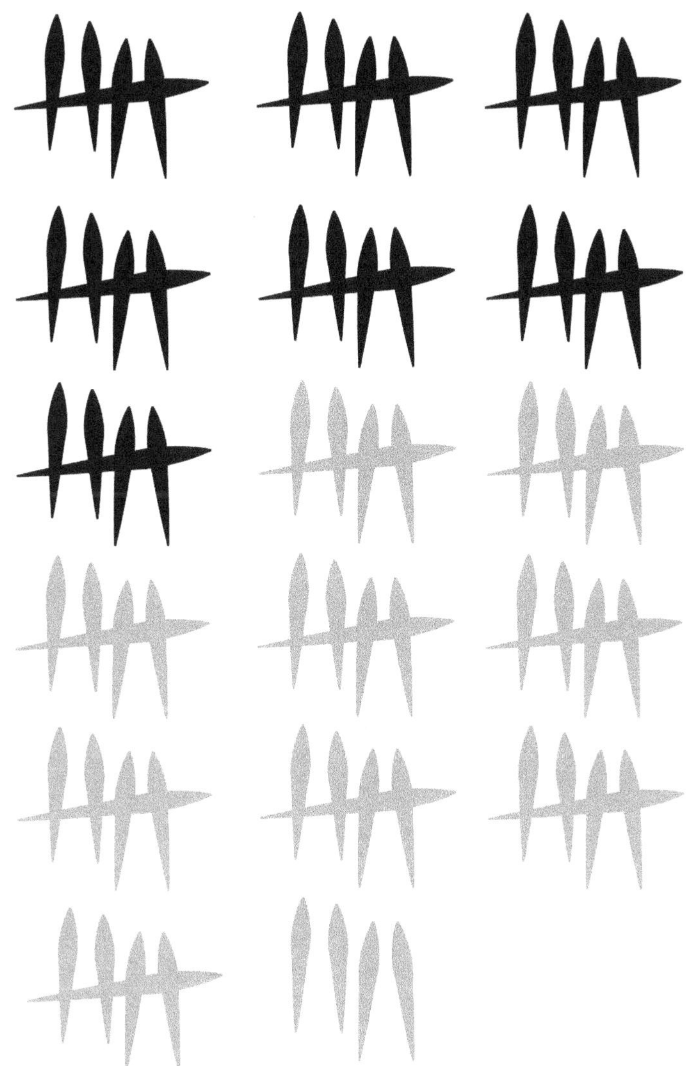

Die fünfte Woche ist geschafft. Schaue, was Du in der sechsten Woche verbessern kannst, um Deinen Fitness- und Ernährungszielen näher zu kommen.

Datum: _______ • _______ • _______ MO DI MI DO FR SA SO

Ernährung

Frühstück: ☺ 😐 ☹

____

____

Mittagessen: ☺ 😐 ☹

____

____

Abendessen: ☺ 😐 ☹

____

____

Snack: ☺ 😐 ☹

____

____

Fitness

Übung		1	2	3	4	5	Zeit
	WHD						
	KG						
	Distanz						
	WHD						
	KG						
	Distanz						
	WHD						
	KG						
	Distanz						
	WHD						
	KG						
	Distanz						
	WHD						
	KG						
	Distanz						
Notizen:							

(37) Datum: ________•________•________ MO DI MI DO FR SA SO

Ernährung

Frühstück: ☺ 😐 ☹

____

____

Mittagessen: ☺ 😐 ☹

____

____

Abendessen: ☺ 😐 ☹

____

____

Snack: ☺ 😐 ☹

____

____

Fitness

Übung		1	2	3	4	5	Zeit
	WHD						
	KG						
	Distanz						
	WHD						
	KG						
	Distanz						
	WHD						
	KG						
	Distanz						
	WHD						
	KG						
	Distanz						
	WHD						
	KG						
	Distanz						

Notizen:

Datum: _______ • _______ • _______   MO DI MI DO FR SA SO

Ernährung

Frühstück: ☺ 😐 ☹
____
____

Mittagessen: ☺ 😐 ☹
____
____

Abendessen: ☺ 😐 ☹
____
____

Snack: ☺ 😐 ☹
____
____

Fitness

Übung		1	2	3	4	5	Zeit
	WHD						
	KG						
	Distanz						
	WHD						
	KG						
	Distanz						
	WHD						
	KG						
	Distanz						
	WHD						
	KG						
	Distanz						
	WHD						
	KG						
	Distanz						

Notizen:

Datum: _______ • _______ • _______ MO DI MI DO FR SA SO

🍎 Ernährung

Frühstück: ☺ 😐 ☹

____

____

Mittagessen: ☺ 😐 ☹

____

____

Abendessen: ☺ 😐 ☹

____

____

Snack: ☺ 😐 ☹

____

____

Fitness

Übung		1	2	3	4	5	Zeit
	WHD						
	KG						
	Distanz						
	WHD						
	KG						
	Distanz						
	WHD						
	KG						
	Distanz						
	WHD						
	KG						
	Distanz						
	WHD						
	KG						
	Distanz						

Notizen:

Datum: _______ • _______ • _______   MO DI MI DO FR SA SO

Ernährung

🕐 Frühstück: ☺ 😐 ☹

____

____

🕐 Mittagessen: ☺ 😐 ☹

____

____

🕐 Abendessen: ☺ 😐 ☹

____

____

🕐 Snack: ☺ 😐 ☹

____

____

Fitness

Übung		1	2	3	4	5	Zeit
	WHD						
	KG						
	Distanz						
	WHD						
	KG						
	Distanz						
	WHD						
	KG						
	Distanz						
	WHD						
	KG						
	Distanz						
	WHD						
	KG						
	Distanz						
Notizen:							

(41) Datum: ________•_______•_______ MO DI MI DO FR SA SO

Ernährung

Frühstück: ☺ 😐 ☹

____

____

Mittagessen: ☺ 😐 ☹

____

____

Abendessen: ☺ 😐 ☹

____

____

Snack: ☺ 😐 ☹

____

____

Fitness

Übung		1	2	3	4	5	Zeit
	WHD						
	KG						
	Distanz						
	WHD						
	KG						
	Distanz						
	WHD						
	KG						
	Distanz						
	WHD						
	KG						
	Distanz						
	WHD						
	KG						
	Distanz						
Notizen:							

Datum: ______•______•______ MO DI MI DO FR SA SO

Ernährung

Frühstück: ☺ ☺ ☹
____
____

Mittagessen: ☺ ☺ ☹
____
____

Abendessen: ☺ ☺ ☹
____
____

Snack: ☺ ☺ ☹
____
____

Fitness

Übung		1	2	3	4	5	Zeit
	WHD						
	KG						
	Distanz						
	WHD						
	KG						
	Distanz						
	WHD						
	KG						
	Distanz						
	WHD						
	KG						
	Distanz						
	WHD						
	KG						
	Distanz						

Notizen:

6. Bodycheck
Du hast die sechste Woche geschafft! – Cool.

Armumfang	links _______ cm rechts _______ cm
Brustumfang	_______ cm
Taillenumfang	_______ cm
Hüftumfang	_______ cm
Oberschenkelumfang	links _______ cm rechts _______ cm
Wadenumfang	links _______ cm rechts _______ cm

Gewicht _______ kg

„Es gibt keine geheime Formel. Ich hebe schwer, trainiere hart und gebe mein Bestes.“

\- Ronnie Coleman

 Mache heute wieder ein Bild von Dir.

Notizen:

Siebte Woche

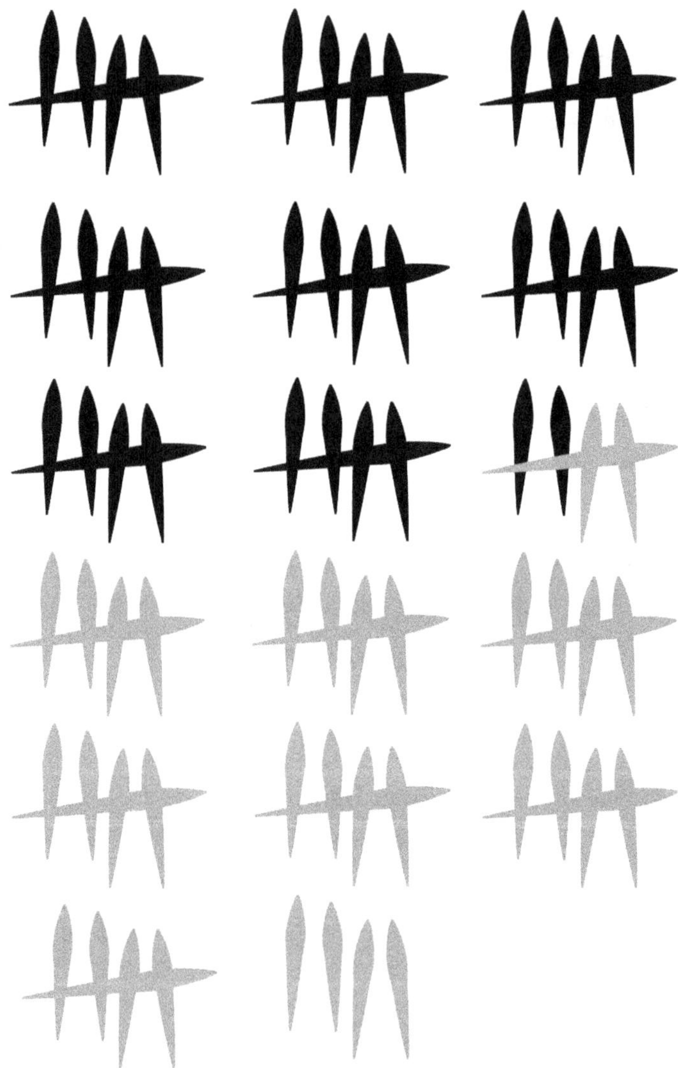

Die sechste Woche ist geschafft. Schaue, was Du in der siebten Woche verbessern kannst, um Deinen Fitness- und Ernährungszielen näher zu kommen.

(43) Datum: _________ • _________ • _________ MO DI MI DO FR SA SO

🍎 Ernährung

Frühstück: ☺ ☺ ☹
____
____

Mittagessen: ☺ ☺ ☹
____
____

Abendessen: ☺ ☺ ☹
____
____

Snack: ☺ ☺ ☹
____
____

Fitness

Übung		1	2	3	4	5	Zeit
	WHD						
	KG						
	Distanz						
	WHD						
	KG						
	Distanz						
	WHD						
	KG						
	Distanz						
	WHD						
	KG						
	Distanz						
	WHD						
	KG						
	Distanz						
Notizen:							

Datum: _______•_______•_______ MO DI MI DO FR SA SO

Ernährung

🕐 Frühstück: ☺ 😐 ☹

____

____

🕐 Mittagessen: ☺ 😐 ☹

____

____

🕐 Abendessen: ☺ 😐 ☹

____

____

🕐 Snack: ☺ 😐 ☹

____

____

Fitness

Übung		1	2	3	4	5	Zeit
	WHD						
	KG						
	Distanz						
	WHD						
	KG						
	Distanz						
	WHD						
	KG						
	Distanz						
	WHD						
	KG						
	Distanz						
	WHD						
	KG						
	Distanz						

Notizen:

(45) Datum: _______ • _______ • _______ MO DI MI DO FR SA SO

Ernährung

Frühstück: ☺ 😐 ☹

____

____

Mittagessen: ☺ 😐 ☹

____

____

Abendessen: ☺ 😐 ☹

____

____

Snack: ☺ 😐 ☹

____

____

Fitness

Übung		1	2	3	4	5	Zeit
	WHD						
	KG						
	Distanz						
	WHD						
	KG						
	Distanz						
	WHD						
	KG						
	Distanz						
	WHD						
	KG						
	Distanz						
	WHD						
	KG						
	Distanz						
Notizen:							

Datum: ______•______•______ MO DI MI DO FR SA SO

🍎 Ernährung

🕐 Frühstück: ☺ 😐 ☹

____

____

🕐 Mittagessen: ☺ 😐 ☹

____

____

🕐 Abendessen: ☺ 😐 ☹

____

____

🕐 Snack: ☺ 😐 ☹

____

____

Fitness

Übung		1	2	3	4	5	Zeit
	WHD						
	KG						
	Distanz						
	WHD						
	KG						
	Distanz						
	WHD						
	KG						
	Distanz						
	WHD						
	KG						
	Distanz						
	WHD						
	KG						
	Distanz						

Notizen:

Datum: ______ • ______ • ______ MO DI MI DO FR SA SO

Ernährung

Frühstück: ☺ ☹ ☹

____

____

Mittagessen: ☺ ☹ ☹

____

____

Abendessen: ☺ ☹ ☹

____

____

Snack: ☺ ☹ ☹

____

____

Fitness

Übung		1	2	3	4	5	Zeit
	WHD						
	KG						
	Distanz						
	WHD						
	KG						
	Distanz						
	WHD						
	KG						
	Distanz						
	WHD						
	KG						
	Distanz						
	WHD						
	KG						
	Distanz						
Notizen:							

Datum: _______ • _______ • _______ MO DI MI DO FR SA SO

Ernährung

Frühstück: ☺ 😐 ☹

____

____

Mittagessen: ☺ 😐 ☹

____

____

Abendessen: ☺ 😐 ☹

____

____

Snack: ☺ 😐 ☹

____

____

Fitness

Übung		1	2	3	4	5	Zeit
	WHD						
	KG						
	Distanz						
	WHD						
	KG						
	Distanz						
	WHD						
	KG						
	Distanz						
	WHD						
	KG						
	Distanz						
	WHD						
	KG						
	Distanz						
Notizen:							

(49) Datum: ________ • _______ • _______ MO DI MI DO FR SA SO

Ernährung

🕐 Frühstück: ☺ 😐 ☹

____

____

🕐 Mittagessen: ☺ 😐 ☹

____

____

🕐 Abendessen: ☺ 😐 ☹

____

____

🕐 Snack: ☺ 😐 ☹

____

____

Fitness

Übung		1	2	3	4	5	Zeit
	WHD						
	KG						
	Distanz						
	WHD						
	KG						
	Distanz						
	WHD						
	KG						
	Distanz						
	WHD						
	KG						
	Distanz						
	WHD						
	KG						
	Distanz						

Notizen:

7. Bodycheck
Du hast die siebte Woche geschafft! – Mega.

Armumfang	links	cm	rechts	cm
Brustumfang				cm
Taillenumfang				cm
Hüftumfang				cm
Oberschenkelumfang	links	cm	rechts	cm
Wadenumfang	links	cm	rechts	cm

Gewicht _______________ kg

„Du kannst tun, was du willst. Du kannst sein, was du willst."

\- David Thomas

 Mache heute wieder ein Bild von Dir.

Notizen:

Achte Woche

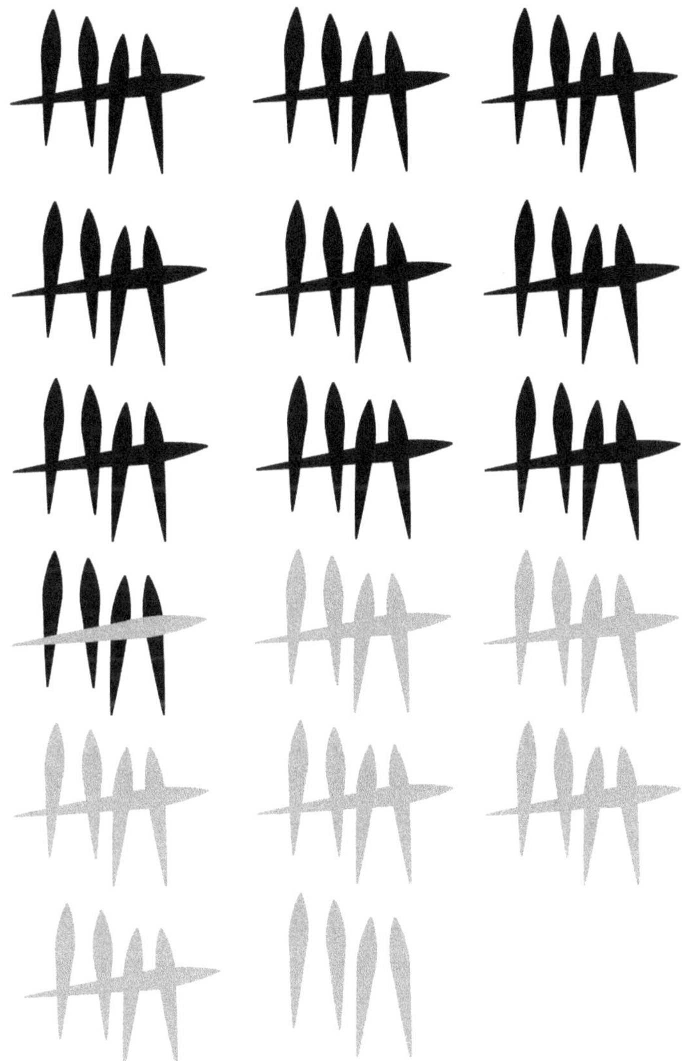

Die siebte Woche ist geschafft. Schaue, was Du in der achten Woche verbessern kannst, um Deinen Fitness- und Ernährungszielen näher zu kommen.

Datum: ______ • ______ • ______   MO DI MI DO FR SA SO

🍎 Ernährung

🕐 Frühstück: ☺ 😐 ☹

____

____

🕐 Mittagessen: ☺ 😐 ☹

____

____

🕐 Abendessen: ☺ 😐 ☹

____

____

🕐 Snack: ☺ 😐 ☹

____

____

Fitness

Übung		1	2	3	4	5	Zeit
	WHD						
	KG						
	Distanz						
	WHD						
	KG						
	Distanz						
	WHD						
	KG						
	Distanz						
	WHD						
	KG						
	Distanz						
	WHD						
	KG						
	Distanz						

Notizen:

(51) Datum: _______•_______•_______ MO DI MI DO FR SA SO

🍎 Ernährung

🕐 Frühstück: 😊 😐 😞
____
____

🕐 Mittagessen: 😊 😐 😞
____
____

🕐 Abendessen: 😊 😐 😞
____
____

🕐 Snack: 😊 😐 😞
____
____

Fitness

Übung		1	2	3	4	5	Zeit
	WHD						
	KG						
	Distanz						
	WHD						
	KG						
	Distanz						
	WHD						
	KG						
	Distanz						
	WHD						
	KG						
	Distanz						
	WHD						
	KG						
	Distanz						
Notizen:							

Datum: _______ • _______ • _______ MO DI MI DO FR SA SO

Ernährung

🕐 Frühstück: ☺ 😐 ☹

____

____

🕐 Mittagessen: ☺ 😐 ☹

____

____

🕐 Abendessen: ☺ 😐 ☹

____

____

🕐 Snack: ☺ 😐 ☹

____

____

Fitness

Übung		1	2	3	4	5	Zeit
	WHD						
	KG						
	Distanz						
	WHD						
	KG						
	Distanz						
	WHD						
	KG						
	Distanz						
	WHD						
	KG						
	Distanz						
	WHD						
	KG						
	Distanz						
Notizen:							

(53) Datum: _______ • _______ • _______ MO DI MI DO FR SA SO

Ernährung

Frühstück: ☺ 😐 ☹

____

____

Mittagessen: ☺ 😐 ☹

____

____

Abendessen: ☺ 😐 ☹

____

____

Snack: ☺ 😐 ☹

____

____

Fitness

Übung		1	2	3	4	5	Zeit
	WHD						
	KG						
	Distanz						
	WHD						
	KG						
	Distanz						
	WHD						
	KG						
	Distanz						
	WHD						
	KG						
	Distanz						
	WHD						
	KG						
	Distanz						

Notizen:

Datum: _______ • _______ • _______ MO DI MI DO FR SA SO

Ernährung

Frühstück: ☺ 😐 ☹

____

____

Mittagessen: ☺ 😐 ☹

____

____

Abendessen: ☺ 😐 ☹

____

____

Snack: ☺ 😐 ☹

____

____

Fitness

Übung		1	2	3	4	5	Zeit
	WHD						
	KG						
	Distanz						
	WHD						
	KG						
	Distanz						
	WHD						
	KG						
	Distanz						
	WHD						
	KG						
	Distanz						
	WHD						
	KG						
	Distanz						

Notizen:

(55) Datum: ________•________•________ MO DI MI DO FR SA SO

🍎 Ernährung

🕐 Frühstück: ☺ 😐 ☹

____

____

🕐 Mittagessen: ☺ 😐 ☹

____

____

🕐 Abendessen: ☺ 😐 ☹

____

____

🕐 Snack: ☺ 😐 ☹

____

____

Fitness

Übung		1	2	3	4	5	Zeit
	WHD						
	KG						
	Distanz						
	WHD						
	KG						
	Distanz						
	WHD						
	KG						
	Distanz						
	WHD						
	KG						
	Distanz						
	WHD						
	KG						
	Distanz						
Notizen:							

(56) Datum: _______•_______•_______ MO DI MI DO FR SA SO

🍎 Ernährung

🕐 Frühstück: ☺ 😐 ☹

____

____

🕐 Mittagessen: ☺ 😐 ☹

____

____

🕐 Abendessen: ☺ 😐 ☹

____

____

🕐 Snack: ☺ 😐 ☹

____

____

Fitness

Übung		1	2	3	4	5	Zeit
	WHD						
	KG						
	Distanz						
	WHD						
	KG						
	Distanz						
	WHD						
	KG						
	Distanz						
	WHD						
	KG						
	Distanz						
	WHD						
	KG						
	Distanz						

Notizen:

8. Bodycheck
Du hast die achte Woche geschafft! – Bleib stark.

Armumfang	links _______ cm rechts _______ cm
Brustumfang	_______ cm
Taillenumfang	_______ cm
Hüftumfang	_______ cm
Oberschenkelumfang	links _______ cm rechts _______ cm
Wadenumfang	links _______ cm rechts _______ cm

Gewicht _______ kg

„Wenn es einen Glauben gibt der Berge versetzen kann, so ist es der Glaube an die eigene Kraft."

\- Marie von Ebner-Eschenbach

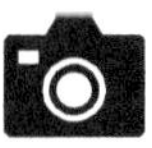 Mache heute wieder ein Bild von Dir.

Notizen:

Neunte Woche

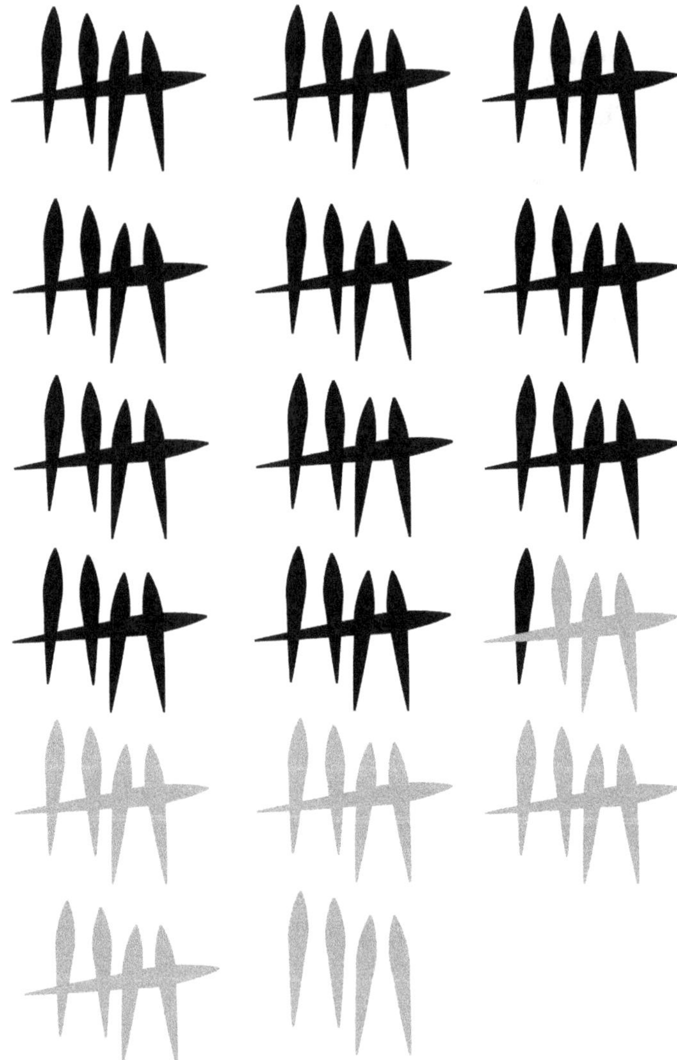

Die achte Woche ist geschafft. Schaue, was Du in der neunten Woche verbessern kannst, um Deinen Fitness- und Ernährungszielen näher zu kommen.

(57) Datum: _________ • _________ • _________ MO DI MI DO FR SA SO

Ernährung

Frühstück: ☺ 😐 ☹

____

____

Mittagessen: ☺ 😐 ☹

____

____

Abendessen: ☺ 😐 ☹

____

____

Snack: ☺ 😐 ☹

____

____

Fitness

Übung		1	2	3	4	5	Zeit
	WHD						
	KG						
	Distanz						
	WHD						
	KG						
	Distanz						
	WHD						
	KG						
	Distanz						
	WHD						
	KG						
	Distanz						
	WHD						
	KG						
	Distanz						
Notizen:							

(58) Datum: _______ • _______ • _______ MO DI MI DO FR SA SO

Ernährung

Frühstück: ☺ 😐 ☹

____

____

Mittagessen: ☺ 😐 ☹

____

____

Abendessen: ☺ 😐 ☹

____

____

Snack: ☺ 😐 ☹

____

____

Fitness

Übung		1	2	3	4	5	Zeit
	WHD						
	KG						
	Distanz						
	WHD						
	KG						
	Distanz						
	WHD						
	KG						
	Distanz						
	WHD						
	KG						
	Distanz						
	WHD						
	KG						
	Distanz						
Notizen:							

(59) Datum: _______•_______•_______ MO DI MI DO FR SA SO

Ernährung

Frühstück: ☺ 😐 ☹
____
____

Mittagessen: ☺ 😐 ☹
____
____

Abendessen: ☺ 😐 ☹
____
____

Snack: ☺ 😐 ☹
____
____

Fitness

Übung		1	2	3	4	5	Zeit
	WHD						
	KG						
	Distanz						
	WHD						
	KG						
	Distanz						
	WHD						
	KG						
	Distanz						
	WHD						
	KG						
	Distanz						
	WHD						
	KG						
	Distanz						

Notizen:

Datum: _______ • _______ • _______ MO DI MI DO FR SA SO

Ernährung

Frühstück: ☺ ☺ ☹

____

____

Mittagessen: ☺ ☺ ☹

____

____

Abendessen: ☺ ☺ ☹

____

____

Snack: ☺ ☺ ☹

____

____

Fitness

Übung		1	2	3	4	5	Zeit
	WHD						
	KG						
	Distanz						
	WHD						
	KG						
	Distanz						
	WHD						
	KG						
	Distanz						
	WHD						
	KG						
	Distanz						
	WHD						
	KG						
	Distanz						
Notizen:							

61 Datum: _______ • _______ • _______ MO DI MI DO FR SA SO

Ernährung

Frühstück: ☺ ☹ ☹

____

____

Mittagessen: ☺ ☹ ☹

____

____

Abendessen: ☺ ☹ ☹

____

____

Snack: ☺ ☹ ☹

____

____

Fitness

Übung		1	2	3	4	5	Zeit
	WHD						
	KG						
	Distanz						
	WHD						
	KG						
	Distanz						
	WHD						
	KG						
	Distanz						
	WHD						
	KG						
	Distanz						
	WHD						
	KG						
	Distanz						
Notizen:							

Datum: _______ • _______ • _______ MO DI MI DO FR SA SO

Ernährung

Frühstück: ☺ 😐 ☹

____

____

Mittagessen: ☺ 😐 ☹

____

____

Abendessen: ☺ 😐 ☹

____

____

Snack: ☺ 😐 ☹

____

____

Fitness

Übung		1	2	3	4	5	Zeit
	WHD						
	KG						
	Distanz						
	WHD						
	KG						
	Distanz						
	WHD						
	KG						
	Distanz						
	WHD						
	KG						
	Distanz						
	WHD						
	KG						
	Distanz						

Notizen:

Datum: ________ • ________ • ________ MO DI MI DO FR SA SO

Ernährung

Frühstück: ☺ ☺ ☹

____

____

Mittagessen: ☺ ☺ ☹

____

____

Abendessen: ☺ ☺ ☹

____

____

Snack: ☺ ☺ ☹

____

____

Fitness

Übung		1	2	3	4	5	Zeit
	WHD						
	KG						
	Distanz						
	WHD						
	KG						
	Distanz						
	WHD						
	KG						
	Distanz						
	WHD						
	KG						
	Distanz						
	WHD						
	KG						
	Distanz						
Notizen:							

9. Bodycheck
Du hast die neunte Woche geschafft! – Klasse.

Armumfang	links ______________ cm rechts ______________ cm
Brustumfang	______________________________________ cm
Taillenumfang	______________________________________ cm
Hüftumfang	______________________________________ cm
Oberschenkelumfang	links ______________ cm rechts ______________ cm
Wadenumfang	links ______________ cm rechts ______________ cm

Gewicht ______________________________________ kg

„Der Mensch kann unendlich viel, wenn er die Faulheit abgeschüttelt hat und sich vertraut, dass ihm gelingen muss, was er ernstlich will."

\- Ernst Moritz Arndt

 Mache heute wieder ein Bild von Dir.

Notizen:

Zehnte Woche

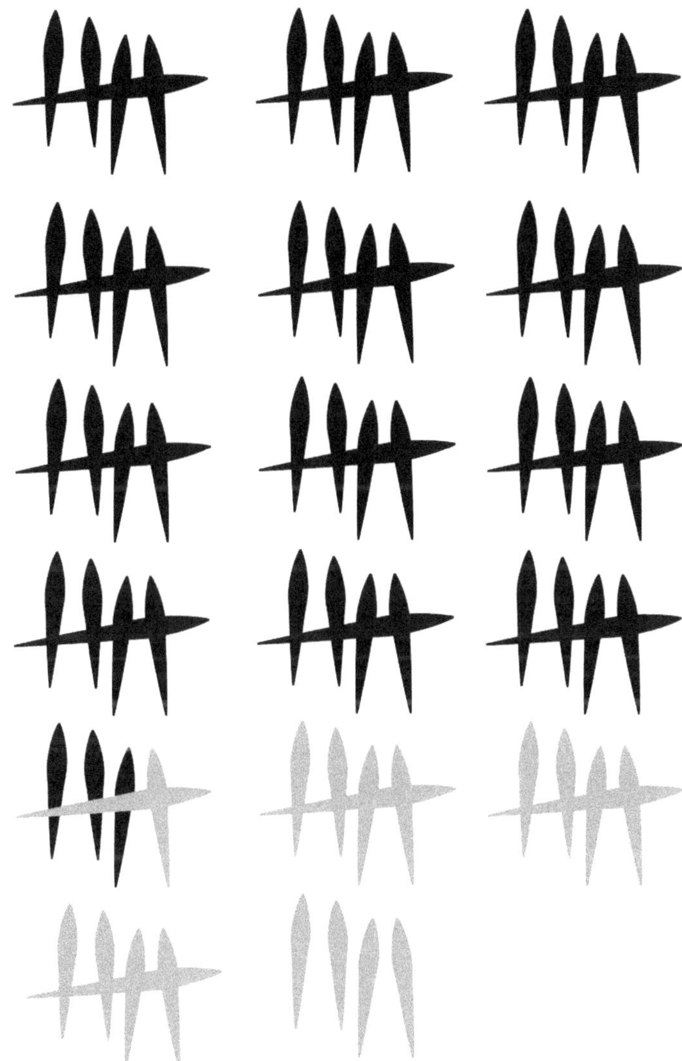

Die neunte Woche ist geschafft. Schaue, was Du in der zehnten Woche verbessern kannst, um Deinen Fitness- und Ernährungszielen näher zu kommen.

Datum: ________ • ________ • ________ MO DI MI DO FR SA SO

Ernährung

Frühstück: ☺ 😐 ☹

____

____

Mittagessen: ☺ 😐 ☹

____

____

Abendessen: ☺ 😐 ☹

____

____

Snack: ☺ 😐 ☹

____

____

Fitness

Übung		1	2	3	4	5	Zeit
	WHD						
	KG						
	Distanz						
	WHD						
	KG						
	Distanz						
	WHD						
	KG						
	Distanz						
	WHD						
	KG						
	Distanz						
	WHD						
	KG						
	Distanz						

Notizen:

(65) Datum: _______●_______●_______ MO DI MI DO FR SA SO

🍎 Ernährung

🕐 Frühstück: ☺ 😐 ☹

____

____

🕐 Mittagessen: ☺ 😐 ☹

____

____

🕐 Abendessen: ☺ 😐 ☹

____

____

🕐 Snack: ☺ 😐 ☹

____

____

Fitness

Übung		1	2	3	4	5	Zeit
	WHD						
	KG						
	Distanz						
	WHD						
	KG						
	Distanz						
	WHD						
	KG						
	Distanz						
	WHD						
	KG						
	Distanz						
	WHD						
	KG						
	Distanz						
Notizen:							

Datum: _________ • ________ • ________ MO DI MI DO FR SA SO

Ernährung

Frühstück: ☺ 😐 ☹

____

____

Mittagessen: ☺ 😐 ☹

____

____

Abendessen: ☺ 😐 ☹

____

____

Snack: ☺ 😐 ☹

____

____

Fitness

Übung		1	2	3	4	5	Zeit
	WHD						
	KG						
	Distanz						
	WHD						
	KG						
	Distanz						
	WHD						
	KG						
	Distanz						
	WHD						
	KG						
	Distanz						
	WHD						
	KG						
	Distanz						
Notizen:							

(67) Datum: ________•_______•_______ MO DI MI DO FR SA SO

Ernährung

Frühstück: ☺ 😐 ☹

____

____

Mittagessen: ☺ 😐 ☹

____

____

Abendessen: ☺ 😐 ☹

____

____

Snack: ☺ 😐 ☹

____

____

Fitness

Übung		1	2	3	4	5	Zeit
	WHD						
	KG						
	Distanz						
	WHD						
	KG						
	Distanz						
	WHD						
	KG						
	Distanz						
	WHD						
	KG						
	Distanz						
	WHD						
	KG						
	Distanz						
Notizen:							

Datum: ______ • ______ • ______ MO DI MI DO FR SA SO

Ernährung

Frühstück: ☺ 😐 ☹

____

____

Mittagessen: ☺ 😐 ☹

____

____

Abendessen: ☺ 😐 ☹

____

____

Snack: ☺ 😐 ☹

____

____

Fitness

Übung		1	2	3	4	5	Zeit
	WHD						
	KG						
	Distanz						
	WHD						
	KG						
	Distanz						
	WHD						
	KG						
	Distanz						
	WHD						
	KG						
	Distanz						
	WHD						
	KG						
	Distanz						

Notizen:

Datum: ______________•______________•______________ MO DI MI DO FR SA SO

🍎 Ernährung

🕐 Frühstück: ☺ 😐 ☹

____

____

🕐 Mittagessen: ☺ 😐 ☹

____

____

🕐 Abendessen: ☺ 😐 ☹

____

____

🕐 Snack: ☺ 😐 ☹

____

____

Fitness

Übung		1	2	3	4	5	Zeit
	WHD						
	KG						
	Distanz						
	WHD						
	KG						
	Distanz						
	WHD						
	KG						
	Distanz						
	WHD						
	KG						
	Distanz						
	WHD						
	KG						
	Distanz						

Notizen:

Datum: _______•_______•_______ MO DI MI DO FR SA SO

🍎 Ernährung

🕐 Frühstück: ☺ 😐 ☹

____

____

🕐 Mittagessen: ☺ 😐 ☹

____

____

🕐 Abendessen: ☺ 😐 ☹

____

____

🕐 Snack: ☺ 😐 ☹

____

____

Fitness

Übung		1	2	3	4	5	Zeit
	WHD						
	KG						
	Distanz						
	WHD						
	KG						
	Distanz						
	WHD						
	KG						
	Distanz						
	WHD						
	KG						
	Distanz						
	WHD						
	KG						
	Distanz						
Notizen:							

10. Bodycheck
Du hast die zehnte Woche geschafft! – Durchhalten.

Armumfang — links ___ cm rechts ___ cm

Brustumfang — ___ cm

Taillenumfang — ___ cm

Hüftumfang — ___ cm

Oberschenkelumfang — links ___ cm rechts ___ cm

Wadenumfang — links ___ cm rechts ___ cm

Gewicht — ___ kg

„Wenn du heute aufgibst, wirst du nie wissen, ob du es morgen geschafft hättest."

- Unbekannt

 Mache heute wieder ein Bild von Dir.

Notizen:

Elfte Woche

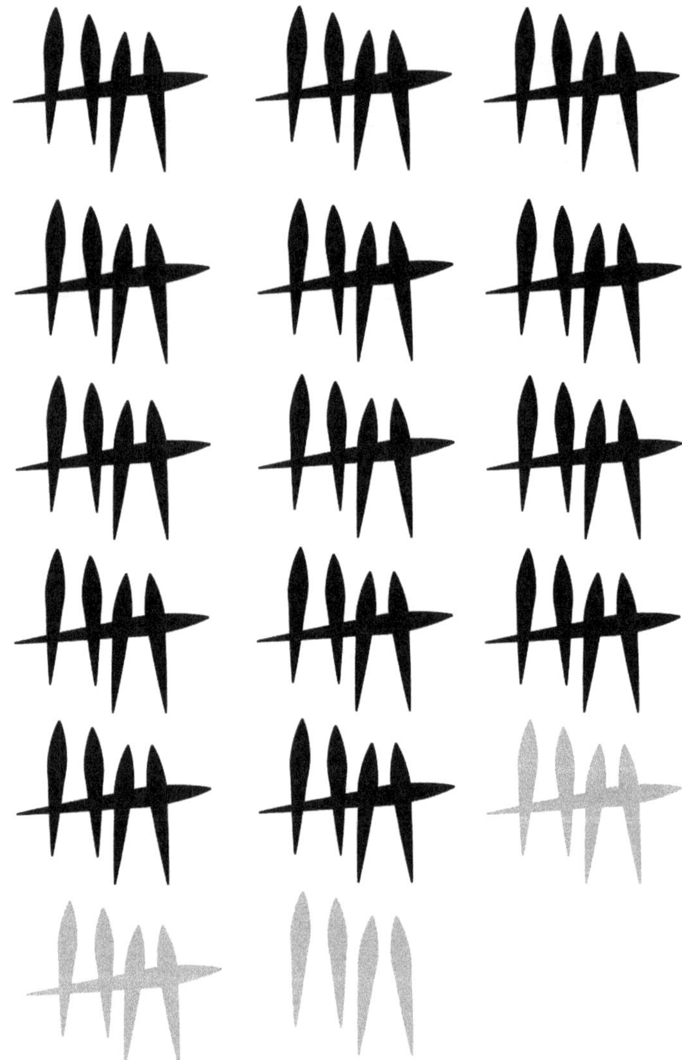

Die zehnte Woche ist geschafft. Schaue, was Du in der elften Woche verbessern kannst, um Deinen Fitness- und Ernährungszielen näher zu kommen.

(71) Datum: _______ • _______ • _______ MO DI MI DO FR SA SO

🍎 Ernährung

Frühstück: 🙂 😐 🙁

____

____

Mittagessen: 🙂 😐 🙁

____

____

Abendessen: 🙂 😐 🙁

____

____

Snack: 🙂 😐 🙁

____

____

Fitness

Übung		1	2	3	4	5	Zeit
	WHD						
	KG						
	Distanz						
	WHD						
	KG						
	Distanz						
	WHD						
	KG						
	Distanz						
	WHD						
	KG						
	Distanz						
	WHD						
	KG						
	Distanz						

Notizen:

Datum: _______ • _______ • _______   MO DI MI DO FR SA SO

Ernährung

🕐 Frühstück: ☺ 😐 ☹

____

____

🕐 Mittagessen: ☺ 😐 ☹

____

____

🕐 Abendessen: ☺ 😐 ☹

____

____

🕐 Snack: ☺ 😐 ☹

____

____

Fitness

Übung		1	2	3	4	5	Zeit
	WHD						
	KG						
	Distanz						
	WHD						
	KG						
	Distanz						
	WHD						
	KG						
	Distanz						
	WHD						
	KG						
	Distanz						
	WHD						
	KG						
	Distanz						

Notizen:

(73) Datum: _________ • _________ • _________   MO DI MI DO FR SA SO

Ernährung

Frühstück: ☺ 😐 ☹

____

____

Mittagessen: ☺ 😐 ☹

____

____

Abendessen: ☺ 😐 ☹

____

____

Snack: ☺ 😐 ☹

____

____

Fitness

Übung		1	2	3	4	5	Zeit
	WHD						
	KG						
	Distanz						
	WHD						
	KG						
	Distanz						
	WHD						
	KG						
	Distanz						
	WHD						
	KG						
	Distanz						
	WHD						
	KG						
	Distanz						

Notizen:

Datum: _______ • _______ • _______ MO DI MI DO FR SA SO

Ernährung

Frühstück: ☺ 😐 ☹

____

____

Mittagessen: ☺ 😐 ☹

____

____

Abendessen: ☺ 😐 ☹

____

____

Snack: ☺ 😐 ☹

____

____

Fitness

Übung		1	2	3	4	5	Zeit
	WHD						
	KG						
	Distanz						
	WHD						
	KG						
	Distanz						
	WHD						
	KG						
	Distanz						
	WHD						
	KG						
	Distanz						
	WHD						
	KG						
	Distanz						

Notizen:

(75) Datum: ________●________●________ MO DI MI DO FR SA SO

Ernährung

Frühstück: ☺ 😐 ☹

____

____

Mittagessen: ☺ 😐 ☹

____

____

Abendessen: ☺ 😐 ☹

____

____

Snack: ☺ 😐 ☹

____

____

Fitness

Übung		1	2	3	4	5	Zeit
	WHD						
	KG						
	Distanz						
	WHD						
	KG						
	Distanz						
	WHD						
	KG						
	Distanz						
	WHD						
	KG						
	Distanz						
	WHD						
	KG						
	Distanz						
Notizen:							

Datum: _______________ • _______________ • _______________ MO DI MI DO FR SA SO

Ernährung

Frühstück: 😊 😐 ☹️

____

____

Mittagessen: 😊 😐 ☹️

____

____

Abendessen: 😊 😐 ☹️

____

____

Snack: 😊 😐 ☹️

____

____

Fitness

Übung		1	2	3	4	5	Zeit
	WHD						
	KG						
	Distanz						
	WHD						
	KG						
	Distanz						
	WHD						
	KG						
	Distanz						
	WHD						
	KG						
	Distanz						
	WHD						
	KG						
	Distanz						
Notizen:							

(77) Datum: _________•_________•_________ MO DI MI DO FR SA SO

Ernährung

Frühstück: ☺ 😐 ☹

____

____

Mittagessen: ☺ 😐 ☹

____

____

Abendessen: ☺ 😐 ☹

____

____

Snack: ☺ 😐 ☹

____

____

Fitness

Übung		1	2	3	4	5	Zeit
	WHD						
	KG						
	Distanz						
	WHD						
	KG						
	Distanz						
	WHD						
	KG						
	Distanz						
	WHD						
	KG						
	Distanz						
	WHD						
	KG						
	Distanz						
Notizen:							

11. Bodycheck
Du hast die elfte Woche geschafft! – Endspurt.

Armumfang	links _______ cm rechts _______	cm
Brustumfang	_______	cm
Taillenumfang	_______	cm
Hüftumfang	_______	cm
Oberschenkelumfang	links _______ cm rechts _______	cm
Wadenumfang	links _______ cm rechts _______	cm

Gewicht _______________________ kg

„Ungeduld ist einer der größten Verhinderer von Erfolg. Sie verhindert Durchhalten. Sie verhindert Meisterschaft."

- Unbekannt

 Mache heute wieder ein Bild von Dir.

Notizen:

Zwölfte Woche

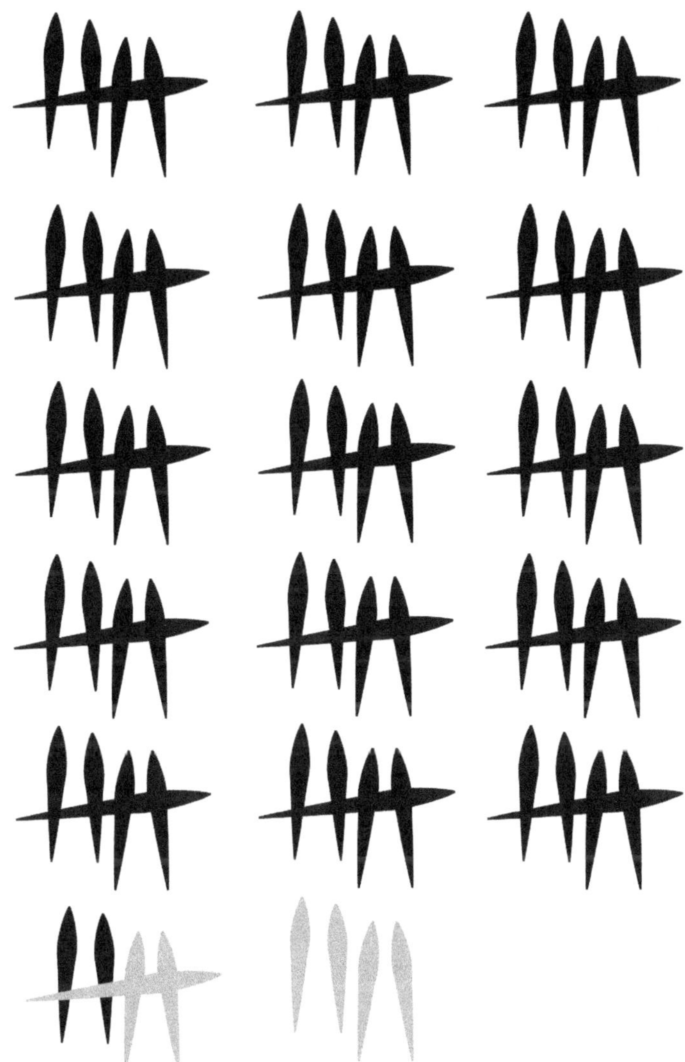

Die elfte Woche ist geschafft. Falls Du nicht schon ein
Experte bist und Deine Fitness und Ernährung zu 100% unter
Kontrolle hast, kannst Du heute noch einmal schauen, was
Du in der letzten Challenge-Woche verbessern kannst.

Datum: _______•_______•_______ MO DI MI DO FR SA SO

Ernährung

🕐 Frühstück: 😊 😐 🙁

____

____

🕐 Mittagessen: 😊 😐 🙁

____

____

🕐 Abendessen: 😊 😐 🙁

____

____

🕐 Snack: 😊 😐 🙁

____

____

Fitness

Übung		1	2	3	4	5	Zeit
	WHD						
	KG						
	Distanz						
	WHD						
	KG						
	Distanz						
	WHD						
	KG						
	Distanz						
	WHD						
	KG						
	Distanz						
	WHD						
	KG						
	Distanz						

Notizen:

 Datum: ______•______•______ MO DI MI DO FR SA SO

Ernährung

Frühstück: ☺ ☹ ☹

____

____

Mittagessen: ☺ ☹ ☹

____

____

Abendessen: ☺ ☹ ☹

____

____

Snack: ☺ ☹ ☹

____

____

Fitness

Übung		1	2	3	4	5	Zeit
	WHD						
	KG						
	Distanz						
	WHD						
	KG						
	Distanz						
	WHD						
	KG						
	Distanz						
	WHD						
	KG						
	Distanz						
	WHD						
	KG						
	Distanz						
Notizen:							

Datum: _____ • _____ • _____   MO DI MI DO FR SA SO

Ernährung

Frühstück: ☺ 😐 ☹
____
____

Mittagessen: ☺ 😐 ☹
____
____

Abendessen: ☺ 😐 ☹
____
____

Snack: ☺ 😐 ☹
____
____

Fitness

Übung		1	2	3	4	5	Zeit
	WHD						
	KG						
	Distanz						
	WHD						
	KG						
	Distanz						
	WHD						
	KG						
	Distanz						
	WHD						
	KG						
	Distanz						
	WHD						
	KG						
	Distanz						

Notizen:

 Datum: _________ • _________ • _________   MO DI MI DO FR SA SO

Ernährung

Frühstück: ☺ 😐 ☹

____

____

Mittagessen: ☺ 😐 ☹

____

____

Abendessen: ☺ 😐 ☹

____

____

Snack: ☺ 😐 ☹

____

____

Fitness

Übung		1	2	3	4	5	Zeit
	WHD						
	KG						
	Distanz						
	WHD						
	KG						
	Distanz						
	WHD						
	KG						
	Distanz						
	WHD						
	KG						
	Distanz						
	WHD						
	KG						
	Distanz						
Notizen:							

Datum: _______ • _______ • _______ MO DI MI DO FR SA SO

🍎 Ernährung

🕐 Frühstück: ☺ 😐 ☹

____

____

🕐 Mittagessen: ☺ 😐 ☹

____

____

🕐 Abendessen: ☺ 😐 ☹

____

____

🕐 Snack: ☺ 😐 ☹

____

____

Fitness

Übung		1	2	3	4	5	Zeit
	WHD						
	KG						
	Distanz						
	WHD						
	KG						
	Distanz						
	WHD						
	KG						
	Distanz						
	WHD						
	KG						
	Distanz						
	WHD						
	KG						
	Distanz						

Notizen:

(83) Datum: ________•_______•_______ MO DI MI DO FR SA SO

Ernährung

Frühstück: ☺ 😐 ☹

____

____

Mittagessen: ☺ 😐 ☹

____

____

Abendessen: ☺ 😐 ☹

____

____

Snack: ☺ 😐 ☹

____

____

Fitness

Übung		1	2	3	4	5	Zeit
	WHD						
	KG						
	Distanz						
	WHD						
	KG						
	Distanz						
	WHD						
	KG						
	Distanz						
	WHD						
	KG						
	Distanz						
	WHD						
	KG						
	Distanz						
Notizen:							

Datum: ________ • ________ • ________ MO DI MI DO FR SA SO

🍎 Ernährung

🕐 Frühstück: ☺ 😐 ☹

____

____

🕐 Mittagessen: ☺ 😐 ☹

____

____

🕐 Abendessen: ☺ 😐 ☹

____

____

🕐 Snack: ☺ 😐 ☹

____

____

🏋 Fitness

Übung		1	2	3	4	5	Zeit
	WHD						
	KG						
	Distanz						
	WHD						
	KG						
	Distanz						
	WHD						
	KG						
	Distanz						
	WHD						
	KG						
	Distanz						
	WHD						
	KG						
	Distanz						

Notizen:

12. Bodycheck

Du hast die zwölfte Woche geschafft! – Glückwunsch!

Armumfang	links ___________ cm rechts ___________ cm
Brustumfang	_______________________________ cm
Taillenumfang	_______________________________ cm
Hüftumfang	_______________________________ cm
Oberschenkelumfang	links ___________ cm rechts ___________ cm
Wadenumfang	links ___________ cm rechts ___________ cm

Gewicht _______________________________ kg

„Du musst deine Grenzen durchbrechen. Durchbrich diesen einen Widerstand, von dem du gedacht hast, dass er deine Grenze ist und du kannst soweit kommen, wie du willst."

\- Drew Brees

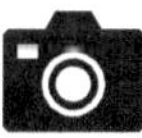

Mache heute Dein Challenge-Abschluss-Bild mit Deinem Smartphone. Nun kannst Du Dir Deine Fortschritte vom ersten bis zum letzten Challenge-Tag anschauen.

Notizen:

Geschafft!

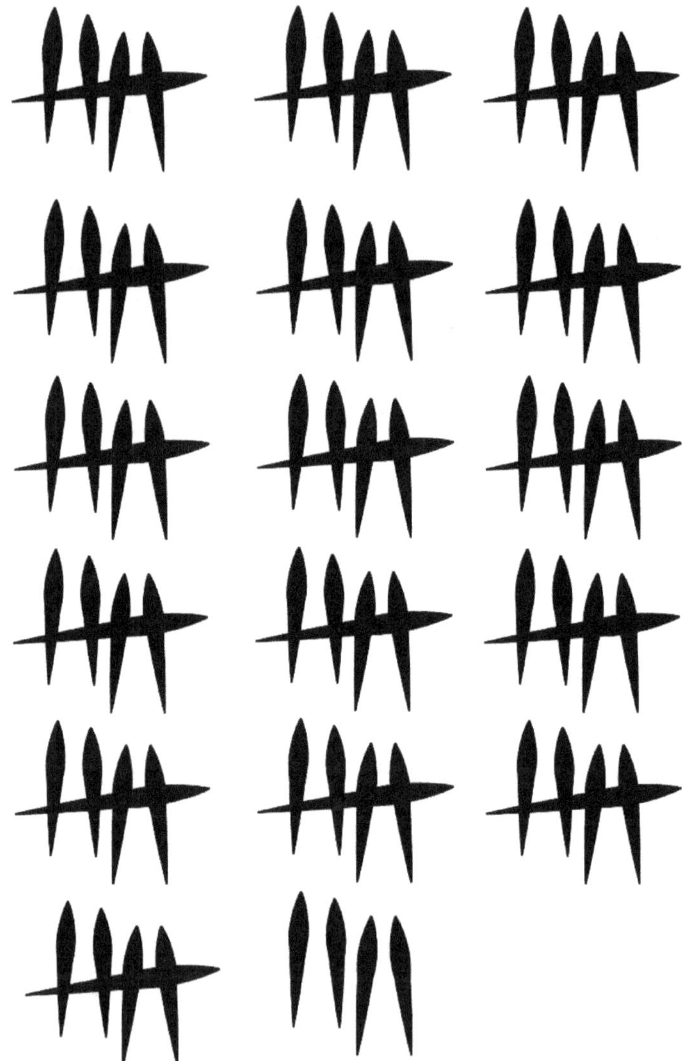

Die 12 Wochen sind geschafft. Du hast unglaubliche 84 Tage
an Deinen Fitness- und Ernährungszielen gearbeitet. Damit
hast Du die Challenge abgeschlossen. Herzlichen
Glückwunsch.

 Du hast die 12 Wochen Challenge gemeistert. Herzlichen Glückwunsch! Sicherlich hast Du einige Höhen und Tiefen erlebt, aber am Ende hast Du es doch geschafft.

Sei stolz auf Dich, dass Du den Mut bewiesen hast Deinen Weg in eine gesunde und fitte Zukunft zu beginnen.

Nun kannst Du selbst entscheiden, ob Du auch weiterhin Deinen Weg zum Erfolg ebnen möchtest oder an dieser Stelle wieder aufhörst. Doch lass Dir von Thomas Alva Edison gesagt sein:

„Unsere größte Schwäche ist das Aufgeben. Der sicherste Weg zum Erfolg ist, es einfach nochmal zu probieren."

Ich wünsche Dir von Herzen, dass Du den richtigen Weg für Dich findest, um Dich gesund und fit zu fühlen. So kannst Du Dein Leben in vollen Zügen genießen.

Buchempfehlung:

Erfolgsjournal: Dein Wegbegleiter für drei Monate. – A.K.Kling

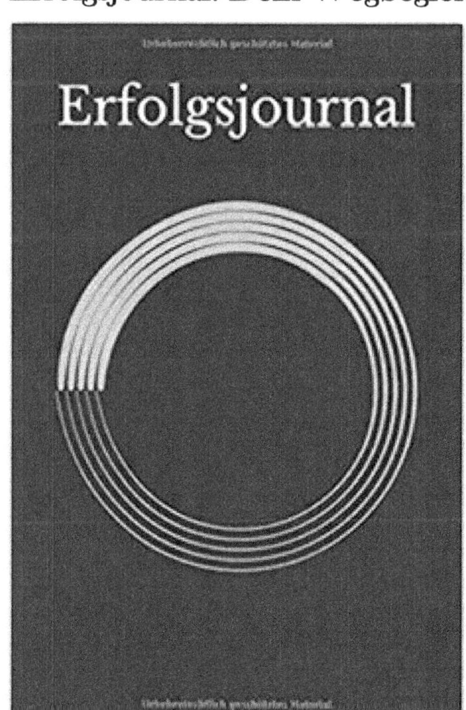

Ziele zu setzen ist wichtig, denn nur wer sich Ziele setzt findet auch einen Weg sie zu erreichen. Möchtest Du Dein Leben nicht nur im Bereich Ernährung und Fitness auf ein höheres Level bringen, sondern auch andere Bereiche Deines Lebens, dann kann ich Dir mein Erfolgsjournal empfehlen.

Das Erfolgsjournal kannst Du auch bei Amazon bestellen!